AF395979

COMPTE RENDU

DES CURES

FAITES SUR DES MALADIES DES YEUX RÉPUTÉES INCURABLES,

AVEC UN TOPIQUE INVENTÉ

PAR J. WILLIAMS,

OCULISTE DE LONDRES ET DU DISPENSAIRE ROYAL
ET GÉNÉRAL ;

Membre de la Société de Médecine de Paris, etc., etc.

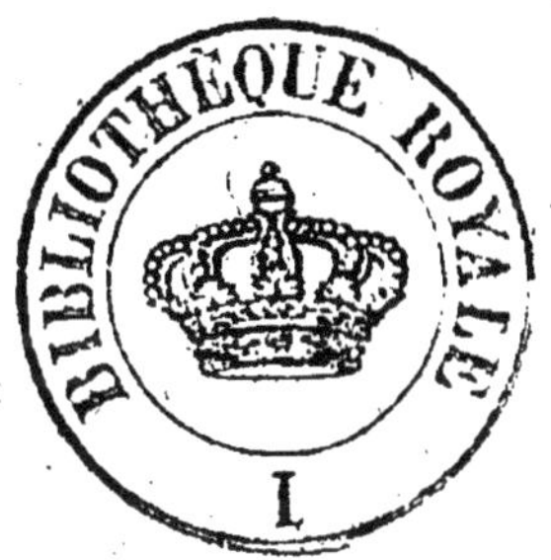

Judicium difficile.
HIPP.

A PARIS,

CHEZ ROYER, LIBRAIRE, rue du Pont-de-Lodi,

ET A LONDRES,

Chez l'AUTEUR, red Lion Square, n°. 3.

DE L'IMPRIMERIE DE J. L. SCHERFF, RUE DU CAIRE,
N°. 22.

1815.

AVERTISSEMENT.

J'ai voulu, avant de donner au public un extrait des observations intéressantes que j'ai recueillies pendant mon séjour à Paris, sur les maladies des yeux, les plus rares et les plus difficiles à guérir, faire connaître les motifs qui m'ont déterminé à faire un voyage en France.

Les succès sans nombre que j'ai obtenus en Angleterre par l'heureuse application de mon médicament et les cures extraordinaires que j'y ai faites, me faisaient désirer (et je puis le dire sans exagération) de rencontrer des obstacles.

Je voulais braver en France des critiques et des louanges, me réservant de porter sur les unes et sur les autres un jugement exempt de partialité.

J'ai donc débuté par offrir aux médecins les plus distingués de venir eux-mêmes me voir faire l'application de mon remède et j'ai écrit, publié en français un Traité des maladies des yeux, avec des Considérations particulières sur l'usage de mon médicament.

Ce que j'avais prévu est arrivé; mes succès ont réveillé l'envie, et malgré que j'aie eu la visite de presque tous les praticiens les plus distingués de la capitale; de ceux dont j'ai recherché le plus l'estime et l'approbation, je n'ai pas été à l'abri de la calomnie de ceux qui ne m'avaient pas visité et qui par conséquent m'ont jugé sans m'entendre. Ils ont trouvé extraordinaire que les malades que j'ai guéris de maladies désespérées, qui, depuis longtems, étaient abandonnés des oculistes les plus réputés, témoignassent, *à mon insçu*, leur reconnaissance dans les journaux et cherchassent ainsi, n'ayant pu me satisfaire par aucun paiement, à s'acquitter, par cette preuve publique de leur reconnaissance; ils ont dit que je me faisais prôner à trois sous par ligne pour produire de l'effet et me singulariser dans le monde. Oh ! combien se trompent les auteurs de ces pitoyables remarques ! une visite chez moi, de deux à quatre heures tous les jours , suffirait bien pour les dissuader , s'ils étaient de bonne foi ; ils verraient mon antichambre remplie de *prôneurs* , si ceux que je guéris gratuitement doivent être appelés ainsi ; dix mille lettres bien authentiques qui m'ont été écrites *bénévolement* dans tous les pays où j'ai fait, comme à Paris , la médecine oculaire, acheveraient de les convaincre que je n'ai pas même besoin de dépenser les trois sous par ligne qu'ils disent que me coûte l'honneur de figurer dans les Petites-Affiches.

Je ne connais point assez la France ni ses usages pour avoir eu le tems de les étudier depuis trois mois que je l'habite ; mais j'ai su quelle sorte de stratagême emploient ceux qui, à Paris, veulent se faire connaître , et j'ai souri de pitié ; l'on m'a appris par quels moyens s'était fait une réputation un des coryphées du journal qui a fait des remarques sur l'insertion , dans les Petites-Affiches, des lettres écrites par mes malades guéris. On se débarrasse soi - même de l'imputation bien méritée de charlatan , en criant *haro* sur les autres et ne négligeant aucune occasion de récriminer contre le charlatanisme, soit qu'il existe ou non, là où on veut le voir ; tantôt en faisant une mauvaise compilation dans un dictionnaire où l'on injurie des hommes respectables qui vivent encore et en insultant lâchement à la mémoire de ceux qui n'existent plus et qui sont morts après avoir rendu de grands services à la science et à l'humanité, ou bien en ressassant toujours la même chose dans un Bulletin hebdomadaire.

Ces hommes, dont le public a depuis long-tems fait justice, ne parlent jamais du charlatanisme de leur profession, comme si chaque état n'avait pas sa charlatanerie ! Ne pensent-ils pas, par exemple, que le désir de paraître toujours occupés ; cette manie de tenir constamment sa boutique ou son cabinet remplis de chalants ne soit pas le véritable charlatanisme ? Et la charlatanerie des enseignes ! et celle des livres qui ne disent rien et qu'on imprime la même chose, ne dût-on jamais les vendre, pour pouvoir se faire annoncer dans les journaux, où l'on a des amis ;

avec tous ses titres et ses qualités, sans en manquer une seule, n'est-ce pas là la vraie jonglerie ?

Pour moi qui ne crains point que les succès aient besoin de tout ce petit cliquetis d'intrigues, je laisse dire ces misérables folliculaires qui sont assez malheureux d'être obligés, chaque matin, de dire du mal de quelqu'un pour farcir leurs feuilles et gagner leur pain du lendemain. Ma réputation en médecine est au-dessus de la vicissitude des journaux ; au reste, quand on fait le bien comme je le fais sans aucune vue d'intérêt, il importe peu qu'on reçoive du blâme ou des éloges de la part surtout d'un homme de l'espèce de celui qui m'a critiqué.

Mais je ne sais pas pourquoi on s'est attaché à moi seulement pour l'insertion d'articles dans les journaux, puisque tous les jours on voit des médecins qui, les uns après les autres, viennent recevoir leur tribut d'encens. Je pourrais en citer un nombre infini, parce qu'il est peu de semaines qui passent sans voir un esculape être porté aux nues : mais pour prendre un exemple de ma profession, le Journal général de France a rendu compte, le 10 nov., dans le plus grand détail, des cures opérées par M. Forlenze, oculiste, pendant son séjour à Bourges; et malgré qu'on peut facilement s'apercevoir de l'intérêt que prenait le rédacteur de l'article à M. Forlenze, personne n'a rien dit. Cependant, il faut croire sur parole M. Forlenze, ou plutôt son apologiste; car les personnes traitées étaient absentes : au lieu que je suis dans une toute autre hypothèse et j'offre au public infiniment plus de garantie. Ma porte est ouverte à tous les curieux; il ne faut pas de complaisance pour être admis chez moi, ni de dispositions à m'applaudir; je demande, au contraire, des observateurs qui apportent en me visitant un esprit d'analyse et de curiosité.

Je ne crains aucune objection; j'aime au contraire, comme je le disais tout à l'heure, les obstacles, parce que j'ai la certitude de les faire disparaître. Tout ceci n'est pas une exagération : il n'est personne qui, après avoir vu, ne se retire convaincu de la vérité de mes assertions.

Les pauvres ont ordinairement, dans tous les genres, les maladies les plus fâcheuses, et par conséquent les plus difficiles à guérir, par la seule raison qu'ils attendent toujours à l'extrémité, et qu'ils n'ont pas les moyens de se faire traiter. Eh! bien, ce sont des pauvres dont ma maison est remplie tous les jours, de deux à quatre heures, et j'ai donc pu, j'ai le droit de le dire, puisque j'ai vu une si grande quantité de maladies des yeux, j'ai donc pu acquérir une masse d'expérience que n'auront jamais ceux qui, comme moi, n'accueilleront point les indigens et ne les soulageront point gratuitement. On pourra, je le sais, me faire ici une objection qu'on m'a faite, bien souvent, ailleurs, et que l'on croyait sans réponse : c'est que la plupart des maladies des pauvres sont des maladies aiguës, des inflammations de l'œil, de légères ophthalmies, auxquelles je peux donner le nom que je veux et pour lesquelles mes malades m'écrivent les lettres que je leur demande.

Je donnerai toujours la même raison: *venite et videte*. Quant aux lettres, je n'en demande point : si tous mes malades m'écrivent, c'est qu'il y a cette manière générale de s'acquitter qui est commune à tout le monde, la reconnaissance , et qu'elle s'exprime à-peu-près dans les mêmes termes.

J'ai été bien aise d'entrer dans ces détails, afin de démontrer aux personnes qui liront ce compte rendu, quels sont les droits que j'ai à la confiance générale. C'est moins pour répondre aux diatribes de mes détracteurs que j'écris ceci, que pour satisfaire le public , qui a droit de vouloir connaître les personnes avant de leur donner sa confiance pour le traitement d'un organe aussi essentiel aux fonctions de la vie. Déjà plusieurs sociétés savantes de France, l'Académie de médecine de Paris , etc. m'ont ouvert leurs portes et m'ont honoré de la qualité d'associé , après avoir examiné mes procédés curatifs et mon médicament. On a trop bonne opinion des savans qui composent ces sociétés pour penser que si je n'eusse pas eu des droits à leur confiance et à leur estime , ils ne m'auraient pas admis dans leur sein et fait asseoir parmi eux , aux rangs de leurs collègues. Une longue expérience raisonnée sur les maladies des yeux m'a appris, comme je l'ai dit dans mon ouvrage sur ces maladies , page 90 , que *quoique toutes les cécités ne soient pas susceptibles de guérison, il en est cependant qui cèdent à des soins bien dirigés et à l'application des remèdes convenablement administrés. Il importe donc de bien connaître les causes qui ont entraîné la perte de la vue , afin d'y remédier lorsque les désordres ne sont pas inaccessibles aux moyens que l'art emploie.*

Je vais donc , dans ce compte rendu, qui sera une analyse succincte de ma pratique médicale, un *compendium de mes travaux en France*, faire connaître les variétés de cas où mon remède a eu du succès; puis, comme je suis dans l'habitude de corroborer ce que j'avance de faits à l'appui , je citerai, lorsque cela me paraîtra nécessaire, les lettres que m'ont écrit les personnes guéries dont on reconnaîtra bien certainement l'exactitude par les différens styles et manières de s'exprimer de chacun. Je ferai ces citations encore en dépit de M. le Rédacteur du *Bulletin de Pharmacie*, et je lui en demande pardon ; mais j'aime mieux, moi qui crois que les sottises ne suffisent pas, donner des preuves, et j'ai cru que le témoignage de beaucoup de personnes, dont un grand nombre sont très-recommandables, aurait plus de poids aux yeux des gens sensés, qu'une simple assertion qu'on serait obligé de croire sur parole, ce que je n'exige pas, ou qu'on ne croirait pas du tout, ce qui me fâcherait infiniment.

J'ai déjà écrit un Traité complet sur les maladies des yeux, (1) auquel je renverrai quand cela sera nécessaire, n'étant pas dans l'intention de traiter de nouveau, avec détail, les matières qui l'ont été dans mon ouvrage, mais voulant seulement laisser, avant de repartir pour Londres, un tableau des principaux faits et des plus intéressantes cures..

---

(1) Un vol. in-8 de 150 pages, qui se vend chez ROYER, libraire, et au moyen duquel on peut, après y avoir étudié soi-même la structure de l'œil, faire l'application de mon spécifique.

RECUEIL

D'OBSERVATIONS PRATIQUES

SUR LES MALADIES DES YEUX.

Je n'ai pas besoin de dire, avant de commencer la rédaction de ces observations, que les moyens que l'art possède ne sont ordinairement dirigés que contre les cécités accidentelles : dans la cécité de naissance ou congéniale, il est rare qu'on puisse en opérer la guérison, quoique je vais rapporter quelques cas de cécité qui ont duré beaucoup d'années et que j'ai eu le bonheur de guérir.

Parmi les cécités que j'ai remarquées, le plus grand nombre, celles qui se présentent le plus souvent, tiennent à une légère altération du nerf optique, et sont, par conséquent, une prédisposition à l'*amorosis* ou *goutte sereine ;* aussi les anatomistes et les médecins l'ont-ils appelée *amorose incomplète, et goutte sereine fausse ;* mais la véritable et juste dénomination est *amblyopie* ou *obscurcissement, affaiblissement* de la vue. J'ai traité fort au long, dans mon ouvrage, de toutes les espèces de cécités, mais j'ai pensé qu'il serait bien de donner ici un compte, *ex professo* et suffisamment détaillé, de l'*amblyopie*, qui se rencontre beaucoup plus souvent qu'on ne le croit dans la pratique, et qu'on laisse souvent dégénérer en *amorosis* complet, faute d'y apporter, à tems, les soins nécessaires.

L'*amblyopie*, qui n'est qu'un léger degré de goutte sereine, que la plupart des auteurs désignent sous le nom d'*amorose incomplète*, se caractérise par la dilatation ou la contraction extrême de la pupille, souvent dans le même sujet, qui n'a cependant pas perdu entièrement le pouvoir de se contracter, et par l'impossibilité où les personnes qui en sont atteintes se trouvent de discerner les petits objets et les couleurs sombres, quoiqu'elles aperçoivent encore, d'une manière confuse, les grands corps et les couleurs bien tranchées; assez fréquente chez les vieillards, où elle est produite par l'émoussement général de la sensibilité.

L'amblyopie reconnaît encore un très-grand nombre de causes, parmi lesquelles on doit ranger la suppression d'une évacuation sanguine habituelle, une hémorragie considérable, la pléthore générale ou la réplétion des vaisseaux céphaliques, la répercussion d'un principe morbifique ou d'un exanthème quelconque, un accès violent de colère, des chagrins profonds, la tristesse, une frayeur subite, la plénitude extrême de l'estomac, des crudités ou des vers dans ce viscère, la faiblesse de tout le système nerveux, la masturbation, l'abus des plaisirs de l'amour, enfin un accouchement laborieux, ou même la grossesse, l'engorgement du névritisme du nerf optique, une tumeur dans les graisses environnantes, ou un exostose développé au visage, peuvent aussi, en comprimant cc nerf, donner lieu à la diminution de la faculté visuelle et à une amblyopie d'autant plus fâcheuse que l'étymologie en est fort obscure, et que la maladie, faisant toujours des progrès, finit par entraîner la perte totale de la vue.

Presque toujours permanente, cette affection revêt quelquefois une forme périodique, de sorte que les malades ne l'éprouvent que tous les deux ou trois jours, tous les mois, ou seulement même dans certaines saisons de l'année. Elle est ordinairement susceptible de guérison lorsqu'elle est récente, et que le fond de l'œil présente une teinte noire foncée, signe que la transparence du cristallin n'a pas souffert d'altération. Quand elle survient à la suite de la suppression des menstrues, des hémorroïdes, ou d'une saignée dont on a contracté l'habitude, et qu'en même tems le malade présente tous les symptômes d'une pléthore générale ou locale ; nul doute que les ventouses scarifiées à la tempe, les sangsues à la vulve ou à l'anus, et les saignées ne puissent être très-utiles. On retire surtout de très-bons effets de l'ouverture des jugulaires externes et des veines des pieds, qui procurent une dérivation plus prompte du fluide circulaire ; mais ce moyen, si efficace dans les cas dont il vient d'être parlé, ne peut être employé, et deviendrait même dangereux dans ceux où le malade est atteint d'une faiblesse nerveuse générale, suite de fièvres, de chagrins vifs et anciens, d'onanisme, ou d'excès dans l'application et le travail. Il faut alors recourir aux fortifians, aux cordiaux, et à tous les moyens propres à augmenter le ton des organes ; engager le malade à quitter la profession fatigante qu'il exerce, distraire son esprit par des objets agréables, lui recommander un exercice modéré, l'équitation, les bains de mer, en un mot mettre en pratique toutes les règles que l'hygiène prescrit pour combattre l'état de délibilité résultant de l'impression profonde que font les passions tristes, sur toute l'économie. Les lunettes vertes sont également d'un grand secours quand l'amblyopie tient à ce que les yeux sont fatigués par les travaux du cabinet à la lueur d'une bougie, ou par l'impression d'une lumière très - vive, comme il arrive souvent aux ouvriers employés à la fonte des métaux. Mais toutes ces causes sont les moins fréquentes ; bien plus souvent la maladie dépend de l'affection sympathique des yeux, des sabures ou des vers dans l'estomac. En effet, la dilatation extraordinaire de la pupille est un des signes les moins équivoques de la présence de ces corps étrangers dans l'intérieur du tube alimentaire. Toutes les causes capables de produire l'embarras des premières voies, comme la colère, la frayeur, l'échauffement excessif, suivi d'un refroidissement subit, etc. peuvent donc donner lieu à l'amblyopie. Quoiqu'il soit assez difficile d'expliquer cette sympathie qui existe entre l'organe de la vue et l'estomac, elle n'en est pas moins constante, et des exemples sans nombre le confirment de la manière la plus positive ; la nature qui la guérit souvent elle-même, en excitant des vomissemens ou des évacuations alvines spontanées, nous trace la marche que nous devons suivre, et nous indique de baser le traitement sur l'emploi des vomitifs ; il n'est pas rare non plus que l'amblyopie résulte de la métastase d'un virus psorique, herpétique, variolique ou autre, et de la répercussion d'un exanthème, principalement de ceux qui ont leur siège à la tête. Les remèdes dont l'efficacité contre les virus est bien reconnue, doivent alors être administrés.

Mais en même tems il convient, pour dériver l'humeur et l'appeler au-dehors, d'appliquer un large vésicatoire entre les deux épaules, ou, mieux encore, comme le recommande Fabrice de Hilden, de placer un séton à la nuque. Quelques praticiens se sont servi avec avantage du moxa à la tempe et derrière les oreilles, ainsi que de l'infusion d'arnica ou d'une plante vulnéraire quelconque.

Taylor, oculiste plus célèbre par son audace impudente que par ses connaissances réelles, faisait sur l'œil de légères frictions avec une lime d'or : en irritant l'organe, ces frictions pouvaient produire sur la rétine un ébranlement qui la rendait plus sensible, et lui permettait de recevoir l'impression de la lumière ; mais cet effet momentané ne tardait pas à se dissiper. Si le traitement doit réussir, on voit le malade distinguer on ne peut mieux les objets : sa vue se fortifie de jour en jour ; la pupille diminue de largeur ; l'iris reprend

du mouvement, et enfin l'œil redevient ca-
pable de distinguer sans peine les objets en-
vironnans; souvent aussi la maladie, loin de
céder, fait au contraire des progrès, et l'in-
dividu qui en est frappé reste privé sans re-
tour d'un des sens les plus essentiels à son
existence.

Mais c'est surtout dans les gouttes sereines
peu avancées que mon remède est d'un effet
sûr et avantageux, et l'on ne doit pas se dis-
simuler que presque toutes les maladies des
yeux ne sont autre chose qu'un peu plus ou
un peu moins de participation de cet état là :
car, voir plus ou moins bien, c'est presque
toujours avoir la rétine ou le nerf optique,
qui est son origine, dans un état relatif à
celui de la vision. Donc il faut remonter au
principe, et c'est ce que fait admirablement
bien mon médicament, dont les succès en ce
genre sont suffisamment constatés.

Une jeune demoiselle suisse et bien por-
tante, était dans un état de cécité complet
depuis cinq mois, par suite d'un tridmas
considérable, occasionné par une forte paralysie des muscles antérieurs de la poitrine et
du col; tout annonçait l'existence de la goutte
sereine. Tous les symptômes de paralysie
sont disparus au bout de onze jours de l'usage

2

du topique, et la demoiselle a été parfaitement guérie, comme on le voit par la lettre
ci-bas qui m'a été écrite le 18 août dernier par
les parens.

« Victoire Bondan était aveugle depuis cinq
mois, d'une paralysie qui s'était jetée sur les
yeux, occasionnée par de très-fortes convulsions de dents ; elle a été examinée par
MM. les oculistes Demours et Régent, qui
ont déclaré que sa maladie était incurable.
On lui a posé un vésicatoire et un séton qui
ont été inutiles. C'est donc aux bontés de
M. le docteur Williams et à l'efficacité des
remèdes qu'il a admnistrés à cette enfant
qu'elle doit le bonheur d'avoir recouvré la
vue, après un traitement de peu de durée. »

Ceci est certifié véritable par M. Lefebvre,
rue de Paradis, n°. 6, chez qui les parens
de l'enfant demeurent comme portiers.

J'ai obtenu, il y a quelques années, en
Angleterre, un succès de ce genre, qui paraît
toujours extraordinaire au public, parce qu'il
est si rare de recouvrer la vue lorsqu'on l'a
une fois perdue, qu'on est toujours tenté de
la croire perdue à jamais ; mais moi qui suis
familiarisé avec ces résultats, je les trouve
fort ordinaires.

J'ai traité, il y a quelque tems, en Angleterre , un prêtre français émigré , d'une *am-phyopie* qui le menaçait d'autant plus de la perte de la vue , que le sujet n'était plus très-jeune. Comme je ne fais point par routine et à la manière des empyriques l'application de mon remède , je crus devoir combiner le traitement que j'allais faire ; mais le malade , plus confiant que moi dans l'efficacité du moyen , voulut l'employer seul. Je me prêtai à son désir et en très-peu de tems il fut par-faitement guéri et recouvra la vue. Cet ex-cellent ecclésiastique a voulu me donner une preuve publique de sa satisfaction , en faisant connaître à Monseigneur de Talleyrand , au-jourd'hui grand-aumônier de France , l'avan-tage qu'il avait retiré de mon topique.

» Monseigneur , je prends la liberté de re-commander à votre Eminence M. Williams , oculiste célèbre , honoré de la protection de S. A. R. le Prince Régent d'Angleterre , qui m'a guéri d'une cécité dont je suis resté aveu-gle pendant quinze jours , abandonné de tous les gens de l'art.

» Votre Eminence apprendra sans doute avec plaisir que je ne suis pas le seul qui sois redevable d'un tel bienfait à ce médecin dis-tingué ; car il en a été de même pour tous les émigrés français à Londres , sans aucune rétribution. En Irlande, où il a resté huit mois sans caractère public et privé, lui ont gagné l'estime et l'attachement des prélats comme de tous les catholiques du royaume, qui ont été témoins de la charité avec laquelle il soignait gratuitement tous les pauvres du pays. Nos compatriotes vont profiter aussi de son désintéressement et de son humanité, car son intention est de visiter, très-prochainement, notre chère patrie.

» J'ai l'honneur d'être, Monseigneur, avec, etc. »

Une fille de 22 ans, bien réglée (car on pourrait croire que la cécité tient au défaut d'apparition des menstrues, ou que leur flux aurait amené la guérison), avait une cécité congéniale (ou de naissance) ; elle était la désolation de sa famille qui n'avait rien pu lui apprendre d'utile pour gagner sa vie. Les parens de cette fille l'amenèrent chez moi comme pour la forme, et me dirent qu'ayant vu tout ce qu'il y avait de célèbre à Paris, ils n'espéraient plus rien ; mais qu'ils avaient encore voulu, par cette démarche, donner à leur fille une dernière preuve de leur intérêt et de leurs regrets. Après avoir considéré les yeux de la jeune personne, dont les pupilles étaient très-dilatées et le cristallin fort noir, ce qui me convainquit de suite qu'il n'existait point de cataracte, j'assurai qu'elle recouvrerait la vue. Les parens reçurent avec indifférence l'assurance que je leur donnai, craignant que, comme tous ceux qui avaient jusqu'alors entrepris le traitement de cette jeune fille, je ne les induisisse dans des frais inutiles. Je ramenai leur confiance, en leur offrant de faire gratuitement une tentative. Ils s'y prêtèrent volontiers, ainsi que la demoiselle, qui, pendant trois jours, n'éprouva de l'application du topique qu'un picottement dans l'intérieur du globe de l'œil. Le troisième jour elle aperçut la lueur; le cinquième, elle commença à voir, mais avec une irritation considérable. Je lui couvris l'œil d'un bandeau noir et fis usage de l'insession irritante; au bout d'un mois, elle voyait presque naturellement, et aujourd'hui elle a la vue dans le meilleur état et commence à apprendre à lire et à écrire, comme on le voit par la lettre ci-dessous, écrite par ses parens.

« Nous prenons la liberté de vous écrire, Monsieur, pour vous faire part de l'amélioration de la vue de notre fille : depuis un mois qu'elle suit votre traitement, il est très-doux pour elle d'en ressentir les effets, après avoir été abandonnée de MM. Grandjean, Dubois', le baron Wenzel, Loche et autres. Je ne doute pas qu'en lui continuant vos bontés, sa vue n'aille de mieux en mieux, puisqu'en si peu de tems, elle a recouvré assez de lumière pour se conduire parfaitement elle-même, distinguer les choses qu'elle ne voyait pas du tout, et très-particulièrement lire et écrire, au grand étonnement de toutes les personnes qui la connaissent et qui l'ont vue aveugle.

» Agréez, Monsieur, nos sincères remercîmens.

» MACHPY père,
» *Rue Neuve-St.-Gilles, n°. 16.* »

J'ai rapporté, dans mon ouvrage (1), l'histoire d'une jeune enfant de douze ans, qui était affectée, depuis l'âge de sept, de fréquentes fluxions, par suite de métastase variolique; elle ne pouvait plus élever les paupières; elle apercevait seulement quelques rayons par le grand angle de l'œil, en inclinant fortement le col; le tarse et les cils étaient repliés en dedans et froissaient la cornée.

---

(1) Observations sur la cécité variolique, pages 64 et 65, chap. 2.

Plusieurs oculistes, consultés pour cette enfant, avaient extrait les cils et cautérisé les tarses ; mais les poils qui revenaient n'en étaient que plus durs, et on avait déjà le projet d'exciser le bord des paupières.

C'est dans cet état que j'ai eu le bonheur de voir cette malade, à laquelle j'ai eu la satisfaction de conserver la vue.

On voit en Angleterre, où la pratique de la vaccine est devenue générale, beaucoup moins qu'ailleurs de maladies des yeux, déterminées par la petite vérole. J'ai été étonné en France de rencontrer autant de cécités tenant à cette raison, et plus encore de l'indifférence des médecins pour le traitement de ces maladies, qu'ils considèrent presque comme incurables. Je me suis attaché d'autant plus à ce genre de lésion de l'organe de la vue, que j'avais eu peu occasion de la remarquer jusqu'à présent.

J'ai fait l'application de mon médicament, avec un égal succès, sur des *tayes*, des *nuages de la cornée*, etc., provenant de la variole, et rarement j'ai eu besoin de combiner mon traitement et de recourir à des moyens vulgaires.

Voici l'histoire d'une petite fille, racontée par ses parens, qui prouvera qu'il est bien peu de cas où l'application de mon remède ne soit extrêmement avantageux. Cette enfant avait perdu la vue, pour ainsi dire en naissant et avait fait le désespoir de tous ceux qui avaient entrepris de la guérir. Je n'entends point dire par-là que j'ai plus de savoir et d'habileté que les hommes célèbres auxquels on l'avait confiée ; mais si cela ne parle pas en ma faveur, cela parle à l'avantage du médicament que je possède.

« Monsieur,

» La joie et le plaisir que nous éprouvons
» voyant les heureux progrès qu'il résulte des
» bons soins que vous avez la bonté de pro-
» diguer à notre petite fille pour lui faire
» recouvrer la vue qu'elle a perdue en nais-
» sant. Nous nous apercevons que , par
» suite de vos bons soins, elle entrevoit
» d'un œil dont elle ne pouvait nullement
» voir. Nous espérons donc , monsieur,
» que , si vous daignez lui continuer vos
» bons soins, elle vous sera redevable de
» lui avoir procuré les facultés de voir la

» lumière. Une famille entière vous aura
» la plus vive reconnaissance.

« Nous sommes avec respect,

» Monsieur,

» Vos très-humbles et très-obéissans
» serviteurs,

» MARIE-ANTOINETTE et FRANÇOIS KLEIN,
» *Rue du faubourg Poissonnière, n°. 53.* »

Je ne continuerai pas de donner, quoique
revêtus de la plus grande authenticité, les
détails des cures extraordinaires que j'ai faites
en ce genre, parce qu'il est assez ordinaire
qu'on se refuse à croire les choses qui parais-
sent impossibles, surtout lorsqu'on est obligé
d'avancer que les hommes de l'art, les plus
célèbres et les plus expérimentés, n'ont pas
eu de succès ; mais ceux qui seront curieux
de connaître le détail de ces cures qui tiennent du prodige, peuvent lire le chapitre de
mon ouvrage, intitulé : *Multum in parvo* (1),
dans lequel j'ai rapporté tous ces faits que je
me dispense de décrire ici. On y verra qu'un
homme de cent huit ans, dont le portrait a

____

(1) Page 146 et suivantes.

demeuré longtems exposé à la bourse de Londres, fut guéri d'une ancienne cécité.

Qu'un enfant de la rue de Paradis, n°. 6, faubourg St.-Denis, à Paris, nommé Bondan, a recouvré la vue par l'usage de mon médicament, malgré l'avis de deux oculistes que je ne nommerai pas , qui regardaient le cas comme incurable, à cause, disaient-ils, de la paralysie du nerf optique.

Qu'à Yougall, en Irlande, une personne privée d'un œil depuis 60 ans, recouvra la vue par l'usage de mon médicament, confié à l'épouse de M. W. Paterson.

Qu'à Dundée, en Ecosse, le révérend M. Campbell a soulagé plus de cent personnes, dont une n'avait pas vu la lumière depuis 53 ans.

Qu'à Newton-upon-Ayr, en Ecosse, plus de quatre-vingts personnes, dont une aveugle depuis 57 ans, furent soulagées par le révérend M. Maclean, auquel j'avais confié mon remède.

Qu'à Liverpool, 53 personnes ont recouvré la vue, parmi lesquelles une était privée d'un œil depuis 56 ans; une autre depuis 40, une troisième depuis 25 , d'autres entièrement aveugles depuis 3 , 7, 10, 14 et 17 ans; une d'entre elles était née aveugle. Ces cécités étaient venues à la suite de convulsions, fièvres, inflammations, rougeoles, petites véroles, et une variété d'autres maladies, etc.

Mes détracteurs pourront, je le sais, dire qu'il m'est facile d'avancer ce que je veux, quand je ne donne aucun témoignage à l'appui de mes assertions; je répondrai que c'en est un bien grand que de nommer les personnes guéries et d'indiquer leurs domiciles.

D'autres, plus honnêtes ou plus adroits que les premiers, pourront dire que j'ai peut-être mal vu les cas que je rapporte, et que ce que j'appelle *cécité complète*, existant depuis un grand nombre d'années, n'était simplement qu'un embarras dans la vision, une espèce d'asténie sénile de l'organe que l'action tonique de mon médicament aura dissipé.

Sans entrer dans aucune explication, je dirai aux uns et aux autres : venez, vous-mêmes, vérifier les faits ; je n'ai aucune vue d'intérêt en vous priant de me visiter. Un médecin ne paie pas pour voir pratiquer un autre médecin ; si c'étaient les malades seulement que j'appelasse ainsi, on pourrait croire que cet empressement à les attirer chez moi cacherait des vues intéressées, ou serait un moyen de me répandre ; mais j'invoque, au contraire, ceux même qui seraient le moins bien disposés à croire et desquels je n'exige qu'attention et bonne foi.

Il ne m'appartient pas d'avoir tous les jours des cas semblables à ceux que je viens de rapporter ; mais qu'on m'en procure de semblables, et j'expérimenterai de suite. J'ai dit que je ne demandais qu'attention et bonne foi, j'ajouterai à cela, un peu de patience ; parce que je ne suis pas un empyrique, qui, toujours armé exclusivement de son remède et n'en connaissant point d'autres, ne veut pas faire un mélange raisonné, quand cela est nécessaire.

Ceux qui connaissent l'art et qui savent de combien de difficultés est entourée la pratique, même d'une partie exclusive de la médecine, comme l'œil, etc., ceux-là me rendront la justice de dire qu'on ne réussit que lorsqu'on met plus ou moins de calcul dans le traitement des maladies, comme un général habile, qui ne parvient souvent à prendre une ville forte qu'il assiége longtems sans fruit, qu'au moyen d'une ruse, d'un stratagême, auxquels il n'avait pas pensé d'abord, ou qu'il avait dédaigné d'employer.

On conçoit que si les maladies des yeux les plus graves et les plus opiniâtres ont été guéries par mon topique, celles qui présentent un degré moindre d'intensité doivent céder facilement : qui prouve le plus, prouve le moins.

Il est rare qu'une ophthalmie, même assez considérable, ne cède bien promptement à l'usage de mon médicament, s'il est employé de bonne heure et convenablement.

Une demoiselle qui pratique un état qui exerce beaucoup la vue, avait, depuis quelque tems, une inflammation périodique sur les deux yeux : après avoir essayé, inutilement, de beaucoup de remèdes, elle s'est présentée à ma consultation et a été guérie en très-peu de jours, comme elle le déclare elle-même dans la lettre ci-après :

« Monsieur,

» Vous avez eu la bonté de me traiter pour une inflammation d'yeux, et vous m'avez administré vos remèdes régulièrement deux fois par jour, depuis le 5 juillet dernier. La position où se trouvaient alors mes yeux et celle où ils sont en ce moment est considérablement améliorée, et même méconnaissable, par le bien que j'éprouve.

» La faiblesse de mes moyens ne me permet pas de récompenser dignement un si important et si généreux service ; je prends au moins la liberté, Monsieur, de vous adresser l'hommage de mon éternelle reconnaissance et des sentimens distingués avec lesquels j'ai l'honneur d'être,

» Votre très-humble et très-obéissante servante,

» *Signé* D^{elle}. LEBRUN, » *Rue St.-Lazare, n°. 96.* »

Les maladies des paupières, pour lesquelles on fait habituellement usage de pommades et autres corps gras qui entretiennent et augmentent l'inflammation, sont bien plus rapidement soulagées par l'application de mon topique.

Une jeune fille qui, depuis l'âge de 5 ans, avait alternativement ou un engorgement des paupières, ou une inflammation de la cornée, s'est trouvée guérie comme par enchantement, quoique je n'eusse conçu que de faibles espérances, d'après ce que m'avaient déclaré les parens, que cette maladie était périodique et subsistait depuis beaucoup d'années.

Les parens m'ont écrit :

« Monsieur ,

» Les soins que vous avez bien voulu donner à ma nièce, attaquée de maux d'yeux, depuis l'âge de cinq ans (elle en a 19) ont, je pense, produit un miracle.

» Il vous rappelle qu'en arrivant d'Epernay, je vous la présentai. Vous ne me laissiez que l'espérance de la soulager: eh bien ! Monsieur, votre eau miraculeuse a plus fait; car elle voit parfaitement le grand jour et se livre au travail sans que ses yeux soient fatigués. La joie qu'elle en éprouve est inexprimable.

» Veuillez, Monsieur, en agréer nos bien sincères remercîmens.

> Votre très-humble et très-obéissant serviteur ,

» VERNEUIL,
» *Place du Palais Royal* , n°. 237.»

Paris, 1er. septembre 1814.

Une religieuse de la congrégation de la Charité avait également, depuis beaucoup d'années, un engorgement de paupières, avec un orgeolet. En vain elle avait tenté tous les moyens que la médecine conseille et qu'elle avait elle-même sous la main : rien ne put la soulager. Quelques jours de l'application de mon remède la guérirent entièrement, comme elle l'a consigné dans sa lettre du 3o août dernier :

« Monsieur,

» Après avoir épuisé tous les remèdes possibles pour la guérison de mes yeux, sans pouvoir y parvenir, Dieu m'a inspiré la volonté d'aller vous consulter.

» Je vous annonce, en conséquence, avec la plus grande satisfaction, Monsieur, que le remède que vous m'avez procuré a produit un miracle; car, depuis huit jours seulement que j'en fais usage, ma vue est entièrement rétablie et mes paupières en parfaite guérison.

» Recevez-en, Monsieur, mes sincères remercîmens et l'assurance de toute ma reconnaissance.

» REINE,

» *Sœur supérieure des Filles de la Charité de Saint Vincent-de-Paule de la paroisse de Saint Sauveur, quartier Montorgueil.* »

Le fils d'un négociant de Paris, qui avait aussi un gonflement avec suintement des paupières , éprouva du mieux presqu'aussitôt après l'application du médicament et a été guéri peu après.

Copie d'une lettre de M. L. Meunier, tenant la maison de commerce de vins , rue des Saints-Pères , n°. 22 , à Paris , en date du 9 septembre dernier, extraite du Traité des maladies des yeux , page 121.

« Monsieur ,

» Je m'empresse de vous communiquer que je suis très-satisfait du traitement que vous avez la bonté de faire à mon fils , qui , depuis longtems , avait un mal d'yeux dont il ne pouvait guérir. Le succès que vous avez obtenu en si peu de tems me donne l'espoir d'une cure complète dans quelques jours (1); ce que je n'ai jamais pu obtenir , malgré les diverses consultations et ordonnances que m'ont données les gens de votre art les plus expérimentés.

» Daignez, Monsieur, voir , dans cette

______

(1) Le fils de M. Meunier est retourné à sa pension dans le courant du mois de septembre , parfaitement guéri et en état de reprendre ses études , comme par le passé.

lettre, un témoignage de ma sincère reconnaissance et de mon admiration pour des talens si utiles à l'humanité.

» J'ai l'honneur d'être, avec la plus haute
considération,

» Monsieur,

» Votre très-humble et très-obéissant
serviteur,

» MEUNIER. »

J'ai également traité, à la sollicitation des
bureaux de bienfaisance, un très-grand
nombre d'indigens, et j'ai obtenu sur ces
individus, comme sur les autres, un résultat
heureux.

Voici, parmi beaucoup d'adresses des di-
vers comités de bienfaisance, ce que m'écrit
celui du quartier Montorgueil, en date du
15 octobre :

« Monsieur,

» Un de nos collègues nous a donné connaissance que, sur le certificat par lui délivré
pour constater que le sieur Martigny, ma-
nœuvre, demeurant rue Montorgueil, n°. 39,
était porté sur le registre des indigens de notre
quartier, vous aviez bien voulu traiter gratuitement sa fille, affligée d'une taie sur l'œil

droît, et d'une grande inflammation qui la rendait presqu'aveugle.

» Notre même collègue nous a en même-tems appris que cette cure avait eu le plus grand succès, et que l'enfant avait recouvré la vue par l'effet de vos bons soins. La dame Martigny, sa mère, nous l'a présentée dans notre séance de ce jour, et nous a confirmé la vérité d'un fait dont nous ne pouvons d'ailleurs douter, d'après l'assertion de notre collègue, et nous avons cru nécessaire de vous témoigner, par cette lettre, la reconnaissance de l'enfant et de sa pauvre mère : heureux de saisir cette occasion de vous remercier nous-mêmes d'avoir exercé, d'après notre recommandation, un pareil acte de bienfaisance.

» Nous avons l'honneur d'être, avec toute la considération que vous méritez,

» Monsieur,

» Vos très-humbles et très-obéissans serviteurs,

POIRON, *vice-président,*
P. L. N. DESCAMPS,
BASSON,
TOURNEUR,
EVERAT. »

Copie d'un certificat constatant la guérison d'un NÉ AVEUGLE, *délivré par le* CURÉ *du village de* CHATILLON, *près* PARIS.

« Je soussigné, prêtre, ancien chanoine de St.-Denis, et curé de Châtillon, près Paris, certifie que la fille du nommé Julien Letuvé, vigneron, laquelle était NÉE AVEUGLE, a été guérie par les soins de M. Williams, oculiste anglais, d'après la déposition du père. Le présent certificat délivré par moi, à Châtillon, le 24 octobre 1814.

» *Signé* DE VALOIS, *Curé.* »

A M. le docteur Williams, oculiste, à Paris.

Extrait d'une lettre de Madame la Comtesse de ***, *sœur de M*gr. *le Duc d'*AUMONT, *adressée à M. Williams, en remercîment des soins donnés à une jeune paysanne qu'elle lui avait recommandée, étant menacée de la perte d'un œil, d'après l'opinion des plus célèbres oculistes de Paris.*

Genlis, 3 octobre 1814.

« Combien je vous dois de remercîmens, Monsieur! J'ai voulu attendre quelques jours avant de vous en parler, afin de voir moi-

même l'effet de votre remède. La jeune paysanne confiée à vos soins est revenue ici
enchantée et presque guérie, ce qui est éton-
nant pour le tems où elle a fait usage de votre
eau. Elle lit avec l'œil que d'autres oculistes
considéraient comme perdu; il est déjà revenu
presque à sa place, et je ne doute pas qu'en
suivant assiduement votre traitement, il ne
se rétablisse tout-à-fait. Quel service vous
avez rendu à une pauvre fille qui ne peut
exister que par son travail! Que l'idée du bien
que vous lui avez fait soit votre récompense! »

A M. le docteur Williams, oculiste à Paris.

Il est de fait que M. Williams, ayant des
doutes sur le succès de cette cure, ne l'en-
treprit qu'après en avoir fait part à madame
la comtesse, qui lui témoignait la satisfaction
qu'elle en éprouvait. Le passage ci-dessus de
sa lettre au docteur ne pourra qu'inspirer plus
de confiance aux personnes qui regardent
comme désespérés des cas où les secours de
l'art offrent encore de grandes ressources.

L'article suivant est traduit du journal anglais de Galignani, rue Vivienne, n°. 18:
« Nous informerons nos lecteurs que,
d'après une lettre insérée dans notre feuille

du 18 octobre dernier, dans laquelle M. le docteur Marshall, célèbre médecin anglais, actuellement à Paris, fait l'éloge du Traité de M. Williams, oculiste, sur les maladies des yeux ; les personnes qui en sont affligées pourront se prorurer cet ouvrage à notre librairie. Nous ne pouvons que recommander un livre dont Sa Majesté a daigné agréer l'hommage, et où l'on trouve des observations du plus grand intérêt. Un vol. in-8°. de 150 p. beau papier, prix 3 fr., chez l'auteur, à PARIS ; et à LONDRES, red Lion square, n°. 3. »

Copie d'une lettre d'un négociant de Bordeaux, demeurant à Paris, rue du Mail, n°. 18, au nom de plusieurs personnes qui ont recouvré la vue sans aucune opération chirurgicale, en date du 22 octobre 1814.

« Je me rends avec plaisir, Monsieur, à la prière que m'ont faite aujourd'hui plusieurs personnes auxquelles vous donnez vos soins pour les maladies des yeux. Les effets de votre topique combiné avec votre mode de traitement sont si efficaces, que ces personnes m'ont particulièrement engagé à vous rendre témoignage de leur reconnaissance. Ce faible tribut, dû à vos succès, vous est rendu par un grand nombre de malades que vous avez guéris, et notamment par ceux-ci :

» Une dame, rue Mauconseil, n°. 39, dont la fille était aveugle depuis quatre mois, et abandonnée des médecins qui l'avaient entreprise, et qui actuellement y voit très-bien. Une dame, rue St.-Antoine, n°. 14, qui aussi avait reçu les soins infructueux de plusieurs des premiers oculistes de la capitale, et a obtenu de vos soins tout ce qu'il était possible d'espérer. Un monsieur, rue du Mont-Blanc, n°. 3, qui était dans un état presque désespéré, et dont la vue est absolument rétablie. Plusieurs autres, enfin, qu'il serait trop long d'énumérer, ont à vous rendre le même hommage. Agréez, Monsieur le Docteur, l'assurance de la haute considération avec laquelle j'ai l'honneur d'être,

» Votre très-humble et obéissant serviteur,

» B^d. CASTAING,

» *Rue du Mail, n°. 18.* »

A M. le docteur Williams, oculiste de Londres.

Nous rapporterons aujourd'hui un de ces cas extraordinaires où le docteur Williams a obtenu le plus heureux résultat de son mode de traitemen , même contre son attente, et contradictoirement à l'opinion de plusieurs médecins français très-éclairés, qui avaient prononcé l'impossibilité de la guérison , attendu la paralysie du nerf optique.

« Victoire Bondan était aveugle , depuis cinq mois, d'une paralysie qui s'était jetée sur les yeux , occasionnée par de très-fortes convulsions de dents. Elle a été examinée par MM. les oculistes Demours et Régent , qui ont déclaré que sa maladie était incurable : on lui a posé un vésicatoire et un séton qui ont été inutiles C'est donc aux bontés de M. le docteur Williams et à l'efficacité des remèdes qu'il a administrés à cette enfant, qu'elle doit le bonheur d'avoir recouvré la vue, après un traitement de trois mois.

» Ceci est certifié véritable par M. Lefebvre , rue de Paradis, n°. 6 , chez qui les parens de l'enfant demeurent comme portiers.

» *Signé* Thomas LEFEBVRE.

» Paris , 18 août 1814. »

A M. Williams , oculiste à Paris.

Copie d'une lettre de Madame MORLOT, veuve du général de ce nom, à M. Williams, en remercîment des soins donnés à sa fille, datée du 12 juillet 1814.

« Monsieur,

» Les soins que vous voulez bien donner à ma fille sont si obligeans, et j'ai de si grandes raisons de me féliciter de l'efficacité extraordinaire de vos médicamens, que je crois devoir vous en témoigner toute ma reconnaissance ; et comme elle est, en même-tems, le tribut d'un service rendu à l'humanité, celui de votre bienveillante attention pour vos malades, j'ai désiré que le témoignage en fût écrit, pour qu'il pût être aussi durable que le sentiment qu'il atteste.

» Je serais trop heureuse, Monsieur, si je pouvais rendre à ceux de mes amis qui seraient dans le cas d'avoir besoin de vos secours, le service de les leur procurer. Cela me ferait goûter tout à la fois le plaisir de les obliger, et celui de vous prouver avec quelque fruit toute la considération dont vous m'avez remplie par votre mérite et votre obligeance.

» Veuillez être convaincu de tous les sentimens avec lesquels je suis, Monsieur,

» Votre très-humble et très-obéissante servante,

» Veuve MORLOT,

» *Rue Gaillon*, n°. 13. »

A M. Williams, oculiste à Paris.

Copie d'une lettre adressée à M. Williams, peu de jours avant son départ pour Paris, par un gentilhomme français résidant à Londres, à l'effet d'être publiée en France, en date du 18 mai 1814.

« Monsieur,

» C'est avec infiniment de reconnaissance que je vous prie de recevoir mes remercîmens sur l'efficacité d'un remède si précieux pour l'humanité, dont l'emploi fait autant d'honneur à votre cœur, qu'il est essentiellement utile. Ma vue est infiniment plus claire, et je ne doute pas qu'en le continuant, je ne recouvre l'usage de l'œil gauche, qui, depuis quarante ans, était presqu'éteint par la malignité de la petite vérole. Je désire que la réputation que vous vous êtes si justement acquise en Angleterre s'établisse aussi en

France, où je vous engage à porter un secret
si précieux. Puissent mes compatriotes devenir les interprêtes des sentimens reconnais-
sans et très-distingués avec lesquels je suis,

» Monsieur,

» Votre très-humble, etc.,

» Le Vicomte DE LA VILLENEUVE,

» Nº. 15, *Mary street, Fitzroi-square.* »

A M. Williams, oculiste de Londres.

*Copie d'un certificat signé de plusieurs per-
sonnes recommandables, envoyé à M. Williams, oculiste.*

« Nous soussignés, certifions que depuis
l'âge de 6 ans, Jeanne-Charlotte Jallot, femme
Denuelle, n'a cessé d'être affligée d'un mal
d'yeux, notamment de l'œil gauche, et qu'elle
a été traitée, depuis ce tems, par M. Grandjean oncle, l'espace de dix-huit mois ; par
l'abbé Dumonceau deux ans, et l'abbé Watt
deux ans ; enfin, six mois par M. de Wenzel,
à deux reprises différentes, et qu'ils n'ont pu
lui procurer aucune guérison ; mais que,
depuis à-peu-près deux mois que M. Williams

lui donne ses soins, elle éprouve déjà beaucoup de soulagement.

» DAUBAS, HUTROT, f^{ne}. GUÉNIN,

veuve MARCHISET,

» *Rue Chabanais*, n°. 12. »

Paris, le 12 octobre 1814.

« Je soussigné, apothicaire à Paris, certifie qu'il est à ma connaissance que madame Denuel, née Jallot, âgée de 43 ans, est attaquée de maux d'yeux depuis l'âge de six ; qu'elle a été traitée par plusieurs oculistes de Paris, et toujours sans succès ; en foi de quoi je lui ai délivré le présent, pour lui servir ce que de raison.

» LECLERT. »

Paris, le 17 octobre 1814.

Paris, ce 10 octobre 1814.

« Monsieur,

» Je m'empresse de vous faire agréer mes sincères remercîmens des soins que vous avez donnés à ma vue. Lorsque je vins vous consulter, il y a huit jours, un de mes yeux était dans un état pitoyable, et j'étais par-là même dans l'impossibilité de vaquer à mes affaires ; grâce à vous, Monsieur, je suis en état de les reprendre aujourd'hui, et je regarderai comme une bonne œuvre de vous recommander à ceux qui, comme moi, se trouveraient menacés de devenir aveugles.

J'ai l'honneur d'être, Monsieur,

» Votre très-humble et très-obéissant serviteur,

» ROMAIN,

» *Rue du Montblanc, nº. 3.* »

A M. Williams, oculiste de Londres.

Extrait d'un certificat délivré par les Membres du bureau de bienfaisance du cinquième arrondissement municipal, concernant un enfant qui avait été aveugle pendant vingt-huit mois.

« Les membres du bureau de bienfaisance certifient que Marie-Anne Benoît, veuve de Claude-Michel Lefebvre, faubourg St.-Martin, nº. 139, est dans le cas d'obtenir les soins de M. Williams, oculiste, qui veut bien traiter gratuitement son enfant, affligé de la vue. Le bureau, instruit de l'humanité de ce généreux médecin envers cette veuve, l'a chargée de lui en témoigner toute sa reconnaissance.

» Délivré à Paris, le 10 octobre 1814.

» Les membres du bureau de bienfaisance,

» Paul PRÉVOST, *président;*

» DAMONT, *secrétaire.* »

Nota. L'enfant auquel M. Williams donne ses soins aujourd'hui a été traité, par de célèbres oculistes de Paris, sans aucuns succés.

Copie d'une lettre de M. Willot, en remercî-ment des soins donnés à sa fille, en date du 28 octobre 1814.

« Monsieur,

» Je croyais la vue de ma fille entièrement perdue, puisque MM. Grandjean, Wenzel et Régent lui avaient successivement donné leurs soins, sans avoir pu la guérir. Grâce aux vôtres, Monsieur, et à l'efficacité de votre inappréciable composition, ses yeux sont dans un état qui ne laisse rien à désirer. Agréez, je vous prie, tous mes remercîmens et les siens pour un tel bienfait, et croyez au respect pro-

fond avec lequel j'ai l'honneur d'être, Monsieur,
» Votre très-humble et obéissant serviteur,
» WILLOT.
» *P. S.* Ma fille se joint à moi pour vous remercier.
» *Signé* CAROLINE. »

A M. Williams, oculiste de Londres.

Copie d'une lettre de Mademoiselle Vandyck,
fille de M. Vandyck, négociant et banquier
à Rotterdam, datée de Paris, 4 janvier 1815.

« J'apprends avec regret, Monsieur, que vous êtes toujours dans l'intention de quitter ce pays : j'espérais que le nombre d'heureux que vous y avez faits vous aurait engagé à y prolonger votre séjour : en tout cas, recevez l'assurance de toute ma reconnaissance, pour le bien dont je vous suis personnellement redevable. Affligée d'une maladie longue et douloureuse , j'étais aussi menacée de perdre la *vue,* et c'est, grâce à vos soins, Monsieur, que je n'ai pas été frappée d'une aussi cruelle calamité. L'usage de votre excellent topique a entièrement détruit le mal dans son principe, et je trouve même que ma vue est maintenant plus forte qu'elle n'était auparavant. Puissiez-vous être longtems à même de soulager l'humanité souffrante, et je serai charmée

d'apprendre que les occasions s'en soient fré-
quemment présentées. Je n'oublierai pas, Monsieur, que je vous en ai moi-même offert deux,
en recommandant à vos soins l'enfant d'une
pauvre blanchisseuse, qui était affligé d'une
humeur sur les yeux qui avait résisté à tous
les efforts de l'art, et qui, au bout de six semaines, a été radicalement guéri, et une
ouvrière qui, par suite d'un travail trop assidu,
avait la vue tellement affaiblie, que depuis
plusieurs années elle n'y voyait plus sans
lunettes, et le soir éprouvait une espèce de
brouillard qui la gênait infiniment, et parfois
l'empêchait de travailler. Ayant, pendant
quelque tems, été soigné par vous, sa vue
s'est tout-à-fait rétablie, et, chose étonnante,
elle a tout-à-fait discontinué l'usage des lunettes. Ces deux personnes me prient de vous
témoigner leur vive reconnaissance du bienfait dont elles vous sont redevables.

» Adieu, Monsieur, je vous souhaite un
bon et heureux voyage, et vous prie de croire
aux sentimens distingués avec lesquels j'ai
l'honneur d'être,

» Votre très-humble, etc.

» *Signé* VANDYCK. »

A M. Williams, oculiste de Londres.

*COPIE d'une Liste présentée à **LL. AA. RR.** Monseigneur et Madame la Duchesse d'**ANGOULÉME**, Monseigneur le Duc d'**ORLÉANS**, et S. A. S. Monseigneur le Prince de **CONDÉ**, contenant le nom et la demeure d'un grand nombre de personnes qui, sans avoir subi aucune opération chirurgicale, ont recouvré la vue ou éprouvé beaucoup de soulagement par les soins de M. Williams, depuis son arrivée à Paris. D'après l'attestation du Curé de la paroisse de Châtillon, l'une de ces personnes était* NÉE AVEUGLE.

OPHTALMIES. — OPHTALMIES CHRONIQUES. — HYDROPHTALMIES. — ENGORGEMENT DES PAUPIÈRES.

Son Excellence ***, ex-ambassadeur à la Cour de France (1).

M. le Colonel de R***, rue de Grammont, n°. 27.

La Supérieure des filles de la Charité de Saint Vincent-de-Paule.

____

(1) M. Williams ne publie jamais le nom des personnes de distinction, sans leur expresse autorisation.

4

(50)

M. H***, rue Richer.

M. Romain, rue du Montblanc, n°. 3.

La fille de feu M. le général Morlot, rue Gaillon, n°. 13.

L'enfant de M. Yocht, facteur, quartier du Montblanc.

Mademoiselle Malvin, rue et île St.-Louis, n°. 79.

M. D***, notaire, rue Montmartre.

Le fils de M. Meunier, négociant, rue des Saints-Pères, n°. 22.

Mademoiselle Martigny, rue Mauconseil, n°. 39.

OPACITÉS. — TAIES. — NUAGES. — ULCÈRES
DE LA CORNÉE.

M. le Baron L. S***, fils de S. Ex. ***, ex-ambassadeur de Suède à la Cour de France.

Mademoiselle Vandyck, rue Joubert, n°. 33.

Mademoiselle Allaire de Montfort Lamaury.

Madame ***, sœur de M. le général D***, au service de Sa Majesté Britannique.

Mademoiselle Agathe Machpy, rue Neuve-Saint-Gilles, n°. 16.

Madame Denuelle, rue Chabanais, n°. 12.

Mademoiselle Chabert, rue Thiroux, n°. 5.

Mademoiselle C. Villot, rue Saint-Martin, n°. 253.

Mademoiselle Clarisse, rue St.-Pierre-Montmartre, n°. 2, recommandée par M. Mérat, docteur-médecin, rue des Petits-Augustins, n°. 15.

M. Poupelier, rue Saint-Denis, n°. 31.

Mademoiselle Goupil, recommandée par M. l'abbé Séjean, rue de Varennes, n°. 10.

AMAUROSES. — AMAUROSES INCOMPLÈTES.

Mademoiselle S***, rue Neuve-Ste.-Cathérine, n°. 14.

Madame la Comtesse de Chargère, rue de la Parcheminerie, n°. 24.

M. de Bourgevin, ancien garde des rôles des offices de France, rue de la Michodière, n°. 6.

Madame Fleury, rue Joubert, n°. 33.

M. Baurin, rue du Ponceau, n°. 41.

M. Dubisous, rue des Martyrs, n°. 4.

Madame Piquard, faubourg Saint-Martin, n°. 57.

Madame Larue, rue Beaubourg, n°. 33.

Mademoiselle Emilie Boursier, rue des Martyrs, n°. 34.

La nièce de M. Verneuil, place du Palais-Royal, n°. 237.

Mademoiselle Mast, rue Verderet, n°. 4, près Saint Eustache.

Mademoiselle Marg. Dubois, rue Beaubourg, n°. 59.

CATARACTES COMMENÇANTES.

Madame veuve Legendre, rue des Ménétriers, n°. 9.

Madame veuve Cabot, rue du faubourg Saint-Martin, n°. 86.

Madame Bessin, rue des Fossés-Monsieur-le-Prince, n°. 34.

ASTHÉNIES ET NÉVRALGIES OCULAIRES.

M. Biffaud, professeur, rue Neuve-Saint-Sauveur, n°. 7.

M. Dénoyel, orfèvre, rue Greneta, n°. 44.

M. Morel, âgé de 58 ans, ayant recouvré la vue après une cécité de l'œil droit qui a duré trois années, et voyant à peine de l'œil gauche.

M. Giroux, rue des Orties, n°. 10.

M. Van Hennegaw, âgé de 64 ans, rue des Blancs-Manteaux, n°. 15.

M. Boulet, rue du Cherche-Midi, n°. 35.

M. Weber, rue des Marais, n°. 11.

Madame veuve Carpentier, rue de Viarmes, n°. 29.

Mademoiselle Villate, rue Beaubourg, n°. 59.

M. Rouelle, faubourg Saint-Denis, n°. 47.

Mademoiselle Françoise Nicolle, rue St.-Honoré, n°. 382.

Madame Richomme, rue St.-Merry, n°. 213.

STRABISMES.

La fille Lécuyé, jeune paysanne de Genlis, recommandée par Madame la Comtesse, sœur de M. le Duc d'Aumont : le regard a cessé d'être louche ; elle voit parfaitement, malgré qu'un oculiste célèbre de Paris eût déclaré que l'œil était perdu sans ressource.

Le fils de M. Fournier, rue des Martyrs.

L'enfant de M. Petaut, rue des Fossés-St.-Bernard, n°. 16.

Mademoiselle E. Gossais, faubourg Saint-Martin, n°. 162.

La fille du sieur Joseph, passage Saulnier, faubourg Montmartre, n°. 3.

CAS EXTRAORDINAIRES.

Pierre Cadot, jardinier à Maisons, affligé de cécité pendant six semaines.

Mademoiselle Léchenard, rue Montorgueil, n°. 33, aveugle pendant huit mois, au point de ne pouvoir marcher sans guide.

L'enfant de la veuve Lefebvre, faubourg Saint-Martin, n°. 139, aveugle pendant vingt-huit mois, et jugé incurable, a parfaitement recouvré la vue.

La fille de M. Bondan, devenue aveugle par suite d'une goutte sereine, et que de célèbres oculistes avaient déclarée incurable, à raison de la paralysie du nerf optique, a sa vue dans un état qui ne laisse rien à désirer; rue de Paradis, n°. 6.

La fille d'un cultivateur, nommé Létuvé, du village de Châtillon, près Paris, NÉE AVEUGLE, a recouvré la vue à force de persévérance dans l'application du simple topique. Cette guérison est attestée par le curé de la paroisse où est née l'enfant, dans le certificat ci-après :

« Je soussigné, ancien Chanoine de Saint-
» Denis, Curé de la paroisse de Châtillon,
» déclare que l'enfant de Julien Létuvé,
» vigneron de ce village, NÉE AVEUGLE, a
» recouvré la vue par les soins de M. Williams,
» oculiste de Londres.

» Délivré à Châtillon, près Paris, le
» 24 octobre 1814.

» *Signé* DE VALOIS, *Curé.* »

Copie d'une lettre de Mademoiselle Vandyck, fille de M. Vandyck, négociant de ROT-TERDAM, *en date du* 9 *janvier* 1815.

« Je vous prie, Monsieur, de recevoir mes sincères remercîmens des soins que vous avez eu la bonté d'accorder à ma femme-de-chambre, qui vous est redevable de la parfaite guérison de ses yeux. Lorsque je vous l'ai envoyée, sa vue, par suite d'un travail trop assidu, était presqu'éteinte ; depuis plusieurs années elle avait constamment un brouillard sur les yeux, et n'y voyait point du tout sans lunettes : votre excellent topique lui a entièrement rétabli la vue, et elle ne se sert maintenant plus de lunettes et travaille à la lumière comme au jour, sans éprouver la moindre fatigue. Elle me prie, Monsieur, de vous assurer qu'elle n'oubliera jamais la reconnaissance qu'elle vous doit.

» J'ai l'honneur d'être,

» Monsieur,

» Avec une parfaite considération,

» Votre très-humble, etc.,

» G. VANDYCK. »

A M. Williams, oculiste de Londres.

*Copie d'une lettre de Mademoiselle S***, en date du 23 janvier 1815.*

« Veuillez, Monsieur, recevoir par écrit mes adieux et tous mes remercîmens, car j'ai reçu de vous seul tout le bien qu'on pouvait me faire. Si vous n'avez pas opéré ma guérison entièrement, c'est que probablement elle est impossible ; mais je me trouve heureuse de ce que j'ai obtenu. Je puis lire, écrire, m'occuper ; enfin, c'est plus que je n'espérais, puisqu'on m'avait toujours dit que mon mal étant nerveux, il n'y avait pas de remède.

» Maman m'a chargé de vous témoigner ses regrets de n'avoir pu m'accompagner, et m'a priée d'être l'interprète de toute sa gratitude envers vous, Monsieur.

» J'ai l'honneur d'être,

 » Votre très-humble et très-obéissante servante,

  » JOSÉPHINE S***,

» *Rue Neuve-Sainte-Catherine, n°. 14.* »

A M. Williams, oculiste de Londres.

« Je soussigné, Curé de Maisons-Alfort, membre de la légion d'honneur, certifie que Pierre Cadot, mon paroissien, était privé de

la vue depuis six semaines, quand, après
avoir consulté différens oculistes, il s'est
adressé à M. Williams, dont le traitement lui
a parfaitement réussi ; en foi de quoi j'ai délivré et signé le présent certificat à Maisons-
Alfort, ce 29 décembre 1814.

» LEPAGE. »

*Extrait d'une lettre concernant un enfant qui
recouvra la vue après avoir été jugé incurable
par plusieurs oculistes de Paris, en date
du 26 novembre 1814.*

« Monsieur,

« L'hommage que je rendrai toujours à la
supériorité de vos talens, me fait un devoir de
vous exprimer ma reconnaissance : vous avez
fait recouvrer la vue à mon fils, dont plusieurs
oculistes de Paris avaient regardé la guérison
comme impossible ; la confiance que j'ai eue
en vous, Monsieur, ne pouvait être mieux
placée.

» Veuillez croire aux sentimens respectueux
avec lesquels j'ai l'honneur d'être,

» Votre très-humble et très-obéissante
servante,

» Veuve CARPENTIER,

» *Rue de Viarmes, n°. 29.* »

A M. Williams, oculiste.

*

Extrait d'une lettre de Madame Chabert, rue Thiroux, n°. 5, datée du 22 décembre 1814.

« C'est pour moi une satisfaction bien douce de vous témoigner combien je suis reconnaissante des soins et des bontés que vous avez eus pour ma fille. Sa vue s'est considérablement améliorée depuis qu'elle vient tous les jours chez vous, et je ne doute pas qu'avant peu elle sera dans le meilleur état.

Le souvenir de ce bienfait sera aussi durable que les sentimens bien vrais avec lesquels j'ai l'honneur d'être, Monsieur,

» Votre très-humble et très-obéissante servante,

» Femme CHABERT. »

A M. Williams, oculiste.

Copie d'une lettre adressée à M. Williams, par le Directeur de l'Institution royale des jeunes aveugles, Hospice des QUINZE-VINGTS.

« Rien n'est plus juste, Monsieur, que la demande que vous me faites de déclarer les effets que j'ai vu opérer par votre topique sur les yeux des malades pour lesquels vous m'avez consulté.

» Je crois donc rendre hommage à la vérité, en vous donnant ce témoignage public, et en déclarant que beaucoup de personnes affectées d'ophtalmies chroniques, de nuages sur la cornée, de taies et d'engorgemens des paupières, ont été guéries ou sensiblement soulagées.

» Agréez, je vous prie, Monsieur, l'expression de ma reconnaissance pour les soins gratuits que vous avez bien voulu donner aux indigens que je vous ai adressés.

» *Signé* GUILLIÉ, D. M. P. »

Copie d'un certificat délivré par un Médecin de Paris, en date du 8 janvier 1815.

« Je soussigné, Docteur en médecine de la faculté de Montpellier, médecin de la Charité maternelle à Paris, certifie qu'il est en ma connaissance que M. Williams, oculiste de Londres, a guéri, par la seule application de son collyre, les personnes ci-après désignées, qui toutes étaient atteintes d'affections ophtalmiques très-graves :

» 1°. Mademoiselle Vandyck (nuage de la cornée), rue Joubert, n°. 33;

» 2°. Mademoiselle Morlot (ophtalmie chronique), rue Gaillon, n°. 13;

» 3°. Madame Fleury (faiblesse du nerf optique), rue Joubert, n°. 7;

» 4°. Un enfant, devenu aveugle à la suite
d'une rougeole, dont l'humeur était fixée sur
les yeux depuis plus de quatre mois, recom-
mandé par mademoiselle Vandyck.

» En foi de quoi j'ai signé la présente
attestation.

» G. LAPEYRONNIE, D. M. P. »

Paris, le 11 janvier 1815.

« Monsieur,

« Je vous remercie de m'avoir envoyé votre
Traité des maladies des yeux ; je l'ai lu avec
d'autant plus de plaisir et d'intérêt, que j'ai
été moi-même, tant à Paris qu'à Londres, le
témoin des succès qui ont fondé la juste réputation dont vous jouissez, et que vous avez
obtenus dans nombre de cas où les efforts
d'autres oculistes n'avaient produit aucun
bien. Agréez mes vœux sincères pour leur
continuation : l'humanité réclame vos talens
et vos secours ; je ne doute pas que vous ne
lui consacriez l'un et l'autre. Si dans le nombre
de mes malades, il s'en trouve qui soient dans
la nécessité de recourir à un oculiste, je vous
les recommanderai, Monsieur, dans la per-
suasion où je suis qu'ils me sauront gré du
service éminent que je leur aurai rendu.

» Je suis, Monsieur,

» Votre très-obéissant serviteur,

» J. MARSHALL, *docteur médecin,*

» *Rue Picadilly* II. »

A M. Williams, oculiste de Londres.

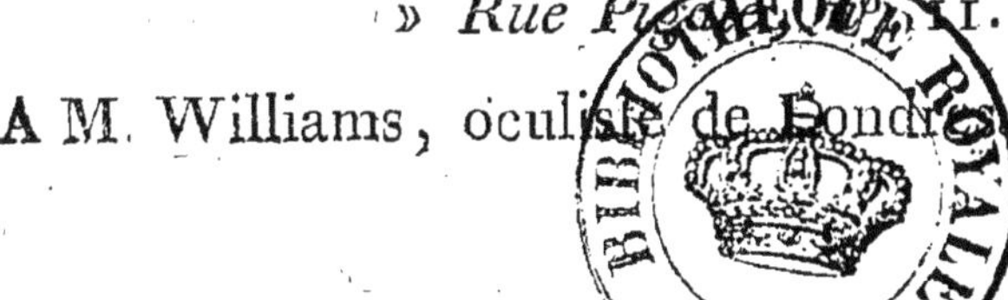

www.ingramcontent.com/pod-product-compliance
Ingram Content Group UK Ltd.
Pitfield, Milton Keynes, MK11 3LW, UK
UKHW022233080726
13614UKWH00007B/1432